CHLORHYDRATE DE COCAÏNE

ET

HYPNINE

Étude Chimique, Physiologique et Thérapeutique

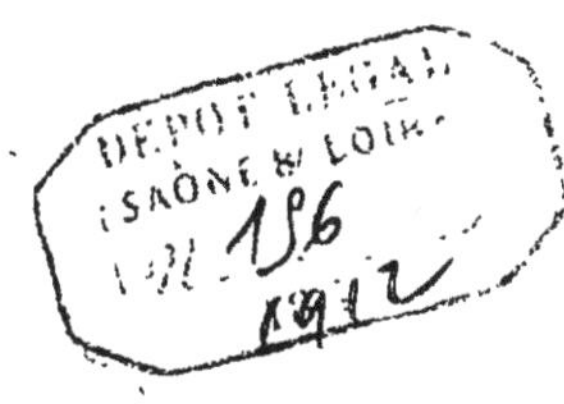

E. GROSJEAN
8, RUE LAFAYETTE, 8
PARIS

CHLORHYDRATE DE COCAÏNE

ET

HYPNINE

MACON, PROTAT FRÈRES, IMPRIMEURS

CHLORHYDRATE DE COCAÏNE

ET

HYPNINE

___

Étude Chimique,
Physiologique et Thérapeutique

E. GROSJEAN

8, RUE LAFAYETTE, 8

PARIS

AVANT-PROPOS

En publiant ce travail, nous désirons apporter notre modeste contribution à l'étude de deux Anesthésiques locaux : la Cocaïne et un de ses dérivés, l'**Hypnine**.

La question des Anesthésiques est toujours d'actualité. Elle le fut en 1905 lors de la découverte du premier produit synthétique par FOURNEAU. Depuis cette époque, elle est demeurée à l'ordre du jour, la voie tracée en France ayant été suivie en Allemagne et la Stovaïne remplacée par l'Alypine, puis par la Novocaïne.

Alypine et Novocaïne appartiennent à la famille de la Stovaïne[1] ; ces trois corps ne diffèrent que par quelques points de détail, le chimiste pouvant passer de l'un à l'autre avec la plus grande facilité.

La découverte de FOURNEAU a eu un double mérite, celui de conduire à la préparation de nouveaux produits dont la liste peut s'allonger indéfiniment et celui de permettre d'établir une classification rationnelle des Anesthésiques locaux, classification basée sur leur composition chimique.

On peut ainsi les ranger en deux groupes :

1º Groupe appartenant à la famille de la Cocaïne ;

2º Groupe appartenant à la famille de la Stovaïne.

---

1. La constitution de ces produits étant la suivante :

Stovaïne. — Chlorhydrate acide de Benzoïl-éthyl — diméthyl — amino-propanol.

Alypine. — Chlorhydrate acide de Benzoïl-éthyl — tetraméthyl — amino-propanol.

Novocaïne. – Chlorhydrate acide de paramino-Benzoïl-éthyl — amino-éthanol.

Ce dernier groupe faisant partie de la série des amino-alcools et ne possédant pas de noyau pipéridinique.

Dans le groupe de la Cocaïne on range un certain nombre d'alcaloïdes de la feuille de Coca possédant également des propriétés anesthésiques (Tropococaïne) ou bien provenant d'alcaloïdes antagonistes (Eucaïnes résultant du dédoublement de l'Ecgonine).

Dans l'étude qui va suivre nous ne mentionnerons que pour mémoire la Tropococaïne et les Eucaïnes, pour nous consacrer exclusivement à l'étude d'un nouvel alcaloïde que nous avons découvert en 1907 ; c'est le Chlorhydrate d'Ethyl-Benzoïl-Ecgonine ; la Cocaïne étant une méthyl-benzoïl-ecgonine. Nous avons désigné ce produit sous le nom d'**Hypnine**.

Pour être complet, nous n'exposerons pas seulement dans ce travail le résultat de nos recherches personnelles relevant de la chimie pure ; après avoir rappelé les propriétés générales de la Cocaïne, nous ferons l'étude de l'**Hypnine** au triple point de vue chimique, physiologique et thérapeutique.

Nous sommes heureux de pouvoir exprimer nos plus vifs remerciements à tous les Praticiens qui ont bien voulu depuis quatre ans expérimenter scientifiquement l'**Hypnine** et contribuer ainsi à la publication de cette monographie.

Consacrant tous nos efforts à la préparation ou au perfectionnement des produits chimiques utilisés en Anesthésie, nous aurons pleinement atteint notre but si la découverte de l'**Hypnine**, ainsi qu'on le verra dans le cours de ce travail, constitue un réel progrès dans les recherches entreprises pour la découverte de nouveaux anesthésiques locaux.

E. GROSJEAN.

LA COCAÏNE

La Cocaïne est extraite des feuilles de Coca (Erythroxylon Coca), arbre abondant en Bolivie et dans certaines localités des Andes, du Pérou, de la Nouvelle Grenade et de la République Argentine.

Depuis un temps immémorial les Indigènes des Andes utilisaient les feuilles de Coca comme masticatoire pour faire de longs voyages en n'emportant qu'une très faible quantité de nourriture. Les Espagnols, au moment de la conquête, en ont trouvé l'usage établi, et reconnu qu'effectivement la vertu de ces feuilles serait d'abolir la faim et la soif.

L'expérience a prouvé depuis que cette suppression était provoquée par l'anesthésie du tube digestif, anesthésie due au principe actif de la feuille de Coca, la Cocaïne.

*
* *

On attribue la découverte de cet alcaloïde à Niemann; mais d'après Knapp, de New-York, elle serait due à Gardeke, qui l'aurait isolé pour la première fois en 1855 sous le nom d'Erythroxyline. L'étude chimique de ce principe que l'on nomme aujourd'hui Cocaïne a été reprise par Niemann et développée par Wœhler et Lossen.

Préparation. — Pour extraire la Cocaïne, on connaît plusieurs procédés de préparation : celui de Niemann, de Truphene et de Duquesnel en particulier.

Procédé Niemann. — Les feuilles de Coca finement coupées sont mises à macérer pendant plusieurs jours dans l'alcool à 85° aiguisé d'acide sulfurique : le liquide obtenu est exprimé, puis additionné d'un lait de chaux. Après filtration, cette liqueur alcaline est neutralisée avec de l'acide sulfurique et l'alcool séparé par distillation ; le résidu est délayé dans l'eau et filtré ; on obtient une solution qui contient la Cocaïne à l'état de sulfate. En traitant par le carbonate de soude, la Cocaïne brute précipite. On la purifie par plusieurs cristallisations dans l'alcool.

Procédé Truphene. — On épuise à l'éther les feuilles de Coca pulvérisées. La liqueur obtenue est évaporée à siccité et traitée par l'eau distillée bouillante pour dissoudre l'alcaloïde. La solution filtrée est additionnée de magnésie et évaporée de nouveau. Le résidu est dissous dans l'alcool amylique qui laisse déposer par évaporation des cristaux de Cocaïne.

Procédé Duquesnel. — Les feuilles de Coca grossièrement pulvérisées sont épuisées dans un appareil à déplacement par de l'alcool à 85°. On distille la liqueur obtenue ; le résidu est traité par l'acide tartrique. On filtre et évapore à consistance sirupeuse. Le tartrate soluble est précipité par l'ammoniaque et l'alcaloïde repris par l'éther. On répète plusieurs fois cette opération. Par évaporation l'éther abandonne des cristaux de Cocaïne et un liquide sirupeux qui, versé dans une capsule, cristallise spontanément.

Ce dernier produit, généralement considéré par les fabricants comme de la Cocaïne pure, ne contient pas toujours cet alcaloïde à l'état de pureté. Nous avons pu en isoler, en la dissolvant dans un acide dilué, une substance neutre insoluble dans l'eau, inerte, et possédant un certain nombre des réactions de la narcotine.

Cette substance ne paraît pas avoir été signalée jusqu'ici ; nous lui avons donné, par opposition avec la véritable Cocaïne basique, le nom de Cocaïne neutre ou pseudo-cocaïne. Sa présence n'est pas constante, mais elle peut expliquer certaines différences de solubilité ou d'action physiologique de quelques Cocaïnes du commerce.

Physiologie de l'action cocaïnique. — La Cocaïne a fait l'objet de nombreuses recherches physiologiques. Von Schroff, de Vienne, paraît être le premier qui ait entrepris des travaux dans ce sens. En 1862 il reconnut que 5 centigrammes de Cocaïne administrés à des lapins exerçaient une action sur leur poids et une mydriase de courte durée. La même dose en injections sous-cutanées produisait la mort après des convulsions épileptiformes. Sur les grenouilles, une dose de 1 milligramme provoquait une immobilité complète précédée d'une excitation momentanée et une dose de 2 milligrammes était mortelle.

En 1863, Fronmuller fit l'observation suivante : 3 milligrammes de Chlorhydrate de Cocaïne n'exercent aucune action sur l'homme ; dans quelques cas on observe, cependant, avec cette dose, une accélération du pouls et de la respiration ; mais ces phénomènes sont de courte durée.

En 1869, Koller fit connaître qu'une solution à 2 °/₀ de Chlorhydrate de Cocaïne appliquée sur l'œil produit une sensation de brûlure ; les paupières s'écartent et la cornée devient insensible pendant 10 minutes ; la sensibilité revient progressivement et est complète après quelques heures.

A la suite de nombreuses expériences faites sur les animaux, Vulpian, en 1885, publia la première étude complète sur l'action physiologique de la Cocaïne : en instillant 2 ou 3 gouttes de solution aqueuse au 100° entre les paupières d'un chien et renouvelant cette instillation au bout de 2 ou 3 minutes, on produit comme chez l'homme une anesthésie limitée à la cornée et à la conjonctive ; les mouvements réflexes de l'œil mis en expérience ne se produisent plus. On observe aussi comme chez l'homme après, quelques minutes un certain degré de dilatation de la pupille ; l'anesthésie est passagère et ne dure que 5 ou 6 minutes.

Si l'on injecte 0 gr. 10 de Chlorhydrate de Cocaïne de solution au 100° dans une veine saphène, vers le cœur, on voit presque aussitôt les globes oculaires subir une propulsion ; ils deviennent plus saillants en même temps que les paupières s'écartent et que les pupilles s'agrandissent. A cet effet s'ajoute l'insensibilité absolue des deux cornées transparentes.

Le Chlorhydrate de Cocaïne exerce aussi son action anesthésique locale sur les grenouilles. On produit facilement l'insensibilité de la cornée de la paupière inférieure en déposant sur ces parties une gouttelette de la solution au 100° ; la pupille s'élargit. On peut de même rendre insensible telle ou telle partie du corps ; si l'on fait par exemple tremper les doigts d'un des membres antérieurs une ou deux fois dans la solution, ces doigts deviennent en quelques minutes complètement insensibles et on peut les presser entre les extrémités d'une pince anatomique sans provoquer le moindre mouvement de l'animal. L'expérience est encore plus concluante avec les membres postérieurs : en plongeant pendant quelques instants les pattes d'une grenouille dans la solution de Cocaïne au 100° on obtient une insensibilité complète des doigts et de la membrane qui les réunit.

En poursuivant ces expériences sur les animaux, VULPIAN a remarqué que le Chlorhydrate de Cocaïne appliqué sur la surface tégumentaire d'un escargot n'avait que très peu d'action. Chez les écrevisses, où il n'a pu essayer que les injections interstitielles, celles-ci ont arrêté immédiatement les mouvements spontanés, sans déterminer cependant une paralysie absolue de la sensibilité.

LABORDE, dans une note lue à la Société de Biologie dans la séance de novembre 1884 et les suivantes, rappelle que déjà en 1882 il avait signalé l'action anesthésique de ce médicament sur la muqueuse nasale, pharyngée et laryngée. Il déclare en outre que COUPARD en 1880 avait déjà entrepris des expériences physiologiques à l'aide du Chlorhydrate de Cocaïne et donne le résumé d'une de ces expériences, où les différents phénomènes signalés depuis par les Allemands sont parfaitement décrits ; il s'agit d'un cobaye auquel ont été injectés sous la peau 3 centigrammes de Chlorhydrate de Cocaïne. 10 minutes après l'injection, il se produisit des phénomènes convulsifs généralisés. On nota ensuite successivement : la perte complète du réflexe oculaire ; l'insensibilisation à la piqûre et au pincement ; une dilatation pupillaire très accentuée.

D'après le professeur DASTRE, qui a repris cette question, l'analgésie due à la Cocaïne est toute différente de celle qui est due au chloroforme ou à l'éther, ainsi que

le prétendent certains physiologistes ; elle est périphé-
rique et limitée au tégument, tandis que l'insensibilisation due aux anesthésiques généraux est, comme on le
sait, centrale et universelle. L'analgésie s'accompagne
ici d'un phénomène localisé aux mêmes parties à savoir
une vaso-constriction énergique.

On a rattaché ces deux effets l'un à l'autre et voulu
expliquer le premier par le second. C'est à tort. Le resserrement des vaisseaux, le refroidissement qui en est la
conséquence, la diminution des échanges nutritifs dans
le tissu atteint par le produit sont bien capables d'en
émousser la sensibilité, en réalité ils n'expliquent pas sa
disparition totale.

Pour DASTRE, la cause est ailleurs, la démonstration
en est facile à donner : l'insensibilité de la conjonctive
par exemple n'est pas due au resserrement des vaisseaux,
car si chez un lapin dont l'œil a été insensibilisé par la
Cocaïne on coupe le cordon sympathique du même
côté, une vascularisation énorme remplace l'anémie et
cependant l'analgésie locale persiste.

La cause véritable réside dans une action nerveuse
spéciale sur les éléments dissociés des terminaisons.
Lorsqu'on applique la Cocaïne sur une muqueuse le
résultat est d'autant plus accentué que le contact avec
l'élément nerveux est mieux assuré. La muqueuse la plus
atteinte est celle de la conjonctive et de la cornée, où les
terminaisons nerveuses sont intra-épithéliales. Il se produit vraisemblablement un changement temporaire, une
altération passagère des éléments directement touchés.

ARLOING a essayé de saisir cette altération : il émerge
un fragment de nerf sciatique de grenouille dans une
solution de Cocaïne comparativement à un autre qui est
plongé dans l'eau distillée ; celui-ci ne présente de coa-

gulation qu'au voisinage de la gaine de SCHWANN, alors que le contenu des fibres est dans le premier cas devenu d'un brun jaunâtre, coagulé et dissocié.

Il n'y a donc pas de doute, l'insensibilisation cocaïnique est un effet nerveux, indépendant de tout effet vasculaire.

Quant aux phénomènes d'agitation, ils sont dus à un état général d'hyperexcitabilité du système nerveux central. En ce qui concerne les centres supérieurs, leur excitation est manifestée de deux manières, par les phénomènes d'ivresse, les accès de fureur ou d'attendrissement, la loquacité, l'hilarité en second lieu, par les convulsions, qui reviendraient au moins pour une part à l'excitation corticale, car l'isolement de la moelle d'après l'encéphale, en supprimant l'influence de ce dernier fait aussi disparaître les convulsions.

C'est d'ailleurs cette excitation cérébrale que recherchent les Cocaïnomanes ; l'usage habituel de la Cocaïne produisant des sensations particulières, une sorte d'ivresse analogue à celle recherchée par les fumeurs d'opium.

Le rôle de la Cocaïne, ainsi qu'on vient de le voir, a donné lieu à quelques discussions.

En résumé, on peut dire avec DASTRE que la Cocaïne est un anesthésique local et un anesthésique seulement employé à ce titre en Médecine et en Chirurgie.

Applications à la Chirurgie. Accidents cocaïniques.

Si certaines précautions ne sont pas observées pour limiter la pénétration de la Cocaïne à la région qui doit subir l'opération, si l'alcaloïde est diffusé par le sang et surtout si les doses de Cocaïne injectées sont excessives, on voit survenir quelques accidents : on observe de l'excitation, des tremblements convulsifs, de la dilatation pupillaire, une analgésie générale sans perte de connaissance, des irrégularités du pouls, une accélération de la respiration, des nausées, une pâleur livide, des crampes, des vertiges. Les accidents ne se dissipent qu'assez lentement et peuvent persister plusieurs jours. Ces phénomènes se sont produits parfois dans la pratique et plus particulièrement, semble-t-il, lorsque les injections sont faites à la tête et avec des doses toujours considérables de Chlorhydrate de Cocaïne.

La dose de 20 centigrammes, a-t-on dit (DASTRE), ne doit pas être dépassée ; elle n'expose point en tous cas à des dangers mortels ; *mais la sécurité est absolue lorsqu'on procède à l'injection avec les précautions convenables indiquées par* RECLUS.

Dans son livre sur la Cocaïne en Chirurgie, dont on ne saurait trop recommander la lecture, RECLUS s'est élevé contre les dangers de la Cocaïne et montré que dans toutes les observations où il y avait eu accident il y avait faute commise. Pourquoi, en effet, vouloir user de solutions dangereuses à 10, 15 ou 20 °/₀ lorsque les solutions innocentes à 1 °/₀ sont parfaitement analgésiques, et cet auteur insiste sur *la nécessité de ne jamais dépasser ce titre de 1 °/₀.*

Traitement des accidents. — Lorsque malgré les précautions prises ou par suite de leur inobservance, il se produit quelques accidents, l'inhalation de quelques gouttes de nitrite d'amyle les fera disparaître.

Le nitrite d'amyle exerce une action sur les nerfs vaso-dilatateurs qu'il surexcite ; la pression artérielle diminue, la pâleur et la dilatation pupillaire disparaissent.

On a également proposé l'atropine. — Mosso préconise le chloral ; d'après cet auteur, une dose de 5 centigrammes de Cocaïne serait annihilée par 1 gr. 50 de chloral.

Inversement, la Cocaïne serait un des meilleurs stimulants dans les empoisonnements par les narcotiques.

HYPNINE

Préparation. — Propriétés physiques et chimiques.
Physiologie. — Applications.

L'**Hypnine** (Chlorhydrate d'éthyl-benzoïl-ecgonine) est
l'homologue supérieur de la Cocaïne (méthyl-benzoïl-
ecgonine). Pour la préparer, il est nécessaire d'extraire
au préalable la Cocaïne des feuilles de Coca par un des
procédés précédemment indiqués ou un procédé plus
avantageux. Nous employons la méthode de Bignon de
Lima fort analogue à celle indiquée par Thiboumery pour
la fabrication du sulfate de quinine. Ce procédé donne
un très beau produit et d'excellents rendements. Les
feuilles de Coca pulvérisées sont délayées dans une
dissolution de carbonate de soude et le mélange additionné de pétrole distillable entre 200 et 250°. On agite
le tout d'une manière continue pendant quelques heures ;
les alcaloïdes sont déplacés de leurs compositions salines
par le réactif alcalin et passent en dissolution dans l'hy-
drocarbure. On soumet ensuite la masse à une compres-
sion énergique ; les liquides sont expulsés et, après
repos, séparés par décantation. La solution hydrocar-
burée agitée avec l'eau chargée d'acide chlorhydrique,
cède les alcaloïdes à l'état de chlorhydrate. Ceux-ci sont
décomposés par l'ammoniaque. Le précipité obtenu est
désigné, ainsi que nous l'avons dit précédemment, sous
le nom de Cocaïne brute ; c'est un mélange de Cocaïne
droite de benzoïl-ecgonine, d'hygrine et de divers éthers
de l'ecgonine.

Le Chlorhydrate de Cocaïne s'obtient par éthérification méthylique et benzoïque de l'ecgonine. Or, cette éthérification, au lieu d'être produite avec l'iodure de méthyle pour former la Cocaïne, est effectuée en présence de l'iodure d'éthyle qui donne le dérivé éthylé, c'est-à-dire l'**Hypnine**.

Cette opération s'effectue en chauffant à 100° dans un autoclave l'ecgonine avec l'anhydride benzoïque et l'iodure d'éthyle. On neutralise par l'acide chlorhydrique. Le produit est ensuite purifié par cristallisations successives dans l'alcool.

L'**Hypnine** se présente sous forme de petits cristaux microscopiques incolores anhydres fondant à 130° ; elle est très soluble dans l'eau : les solutions d'**Hypnine** comme celle de Cocaïne sont lévogyres, mais ne sont pas décomposées à l'ébullition.

*
* *

Nous avons étudié comparativement la toxicité de la Cocaïne et de l'**Hypnine**. L'étude de la toxicité de la Cocaïne ayant été faite à plusieurs reprises par divers expérimentateurs nous aurions pu nous borner à la seule étude de la toxicité de l'**Hypnine** et comparer nos résultats à ceux déjà obtenus avec la Cocaïne. Nous avons pensé qu'il ne serait peut-être pas sans intérêt de reprendre ces expériences et d'étudier comparativement les deux anesthésiques.

Les effets étant très différents suivant la voie de pénétration nous avons déterminé la toxicité par la voie intra-veineuse, la voie intra-pleurale et par la voie hypodermique. Il nous a même paru intéressant, en raison du nouvel essor qu'a pris la rachi-anesthésie, d'étudier aussi l'action de la Cocaïne et de l'**Hypnine** en injections intra-rachidiennes.

INJECTIONS INTRA-VEINEUSES

Injections de Cocaïne en solution à 1 °/₀.

1ʳᵉ EXPÉRIENCE. — Lapin : poids 1.900 gr. Injection de 2 cc. 5, soit 0 gr. 0131 par kilogr. de poids. Mort.

2ᵉ EXPÉRIENCE. — Lapin : poids 2.800 gr. Injection de 3 cc., c'est-à-dire de 0 gr. 01 de Cocaïne par kilogr. de poids. Survie.

Injections d'Hypnine en solution à 1 °/₀.

1ʳᵉ EXPÉRIENCE. — Lapin : 2.570 gr. Injection de 12 cc., soit 0 gr. 12 d'Hypnine ou 0 gr. 0407 par kilogr. de poids. Mort.

2ᵉ EXPÉRIENCE. — Lapin : 1.750 gr. Survie après injection de 5 cc. 5, soit 0 gr. 055 d'Hypnine ou 0 gr. 02 par kilogr. de poids.

INJECTIONS INTRA-PLEURALES

Injections de Cocaïne à 1 °/₀.

1ʳᵉ EXPÉRIENCE. — Lapin : 2.520 gr. Mort après injection de 10 cc., soit 0 gr. 039 par kilogr. de poids.

2ᵉ EXPÉRIENCE. — Lapin : 2.075 gr. Injection de 3 cc., soit 0 gr. 017 de Cocaïne par kilogr. de poids. Mort.

Injections d'Hypnine à 1 %.

1re Expérience. — Lapin : 2.480 gr. Injection de 2 cc.
Survie.

2e Expérience. — Lapin : 2.400 gr. Injection de 5 cc.,
soit 0 gr. 0208. Survie.

INJECTIONS SOUS-CUTANÉES

Injections de Cocaïne à 1 °/o.

1re Expérience. — Lapin : 1.580 gr. Injection de
10 cc., soit 0 gr. 063 de Cocaïne par kilogr. de poids.
Survie.

2e Expérience. — Lapin : 1.050 gr. Mort après
injection de 20 cc., soit 0 gr. 105 par kilogr. de poids.

Solution Hypnine à 1 °/o.

1re Expérience. — Lapin : 1.880 gr. Injection de
15 cc., soit 0 gr. 079 d'Hypnine par kilogr. de poids.
Survie.

2e Expérience. — Lapin : 1.650 gr. Injection de
25 cc., soit 0 gr. 160 d'Hypnine par kilogr. de poids.
Survie.

3e Expérience. — Lapin : 1.500 gr. Injection de
25 cc., soit 0 gr. 160 d'Hypnine par kilogr. de poids.
Survie.

4e Expérience. — Lapin : 1.680 gr. Mort après
injection de 30 cc., soit 0 gr. 178 par kilogr. de poids.

INJECTIONS INTRA-RACHIDIENNES

Injections de Cocaïne à 1 °/₀.

1ʳᵉ Expérience. — Lapin : 1.620 gr. Injection de 2 cc. Symptômes graves d'intoxication générale avec troubles convulsifs ; paralysie et anesthésie complètes des membres postérieurs, d'une durée de 45 minutes.

2ᵉ Expérience. — Lapin : 1.860 gr. Injection de 1 cc. 5. Paralysie motrice et sensitive complète du train postérieur, avec symptômes très nets d'intoxication générale.

3ᵉ Expérience. — Lapin : 1.730 gr. Injection de 1 cc. Syptômes généraux très légers ; paralysie motrice et sensitive complète.

4ᵉ Expérience. — Lapin : 1.640 gr. Injection de 1/2 cc. Paralysie légère et passagère, avec 0 gr. 003 par kilogr. de poids.

Injections d'Hypnine à 1 °/₀.

1ʳᵉ Expérience. — Lapin : 2.480 gr. Injection de 2 cc. Quelques secousses dans les membres postérieurs, suivies d'une paralysie motrice et sensitive complète : durée 45 minutes.

2ᵉ Expérience. — Lapin : 1.650 gr. Injection de 1 cc. Pas de symptômes d'intoxication générale ; paraplégie complète.

3ᵉ Expérience. — Lapin : 2.400 gr. Injection de 1 cc. Paraplégie très nette, avec 0 gr. 004 par kilogr. de poids.

4ᵉ Expérience. — Lapin : 1.460 gr. Injection de 0 cc. 5. Paraplégie complète.

5ᵉ Expérience. — Lapin : 1.850 gr. Injection de 0 cc. 5. Paraplégie légère et passagère, avec 0 gr. 0027 par kilogr. de poids.

RÉSULTATS

De l'ensemble des expériences que nous venons de relater il est permis de dégager les considérations suivantes sur la toxicité de l'**Hypnine** ;

Par la voie intra-veineuse, la dose minima mortelle de l'**Hypnine** en solution à 1 °/₀ est trois fois environ plus faible que celle de la Cocaïne au même titre : tandis que la Cocaïne tue le lapin à la dose de 0 gr. 01 par kilogr. de poids, l'**Hypnine** ne produit la mort qu'à la dose de 0 gr. 025 à 0 gr. 03 ;

Par la voie intra-pleurale, la dose minima mortelle est de 0 gr. 015 à 0 gr. 02 pour la Cocaïne et de 0 gr. 03 pour l'Hypnine ;

Par la voie hypodermique, la toxicité de l'Hypnine est inférieure d'un tiers à celle de la Cocaïne : 0 gr. 18 au lieu de 0 gr. 12 par kilogr. de poids ;

Par la voie intra-rachidienne, les symptômes paralytiques et anesthésiques sont aussi nets, aussi étendus, aussi durables avec l'Hypnine qu'avec la Cocaïne : 3 milligrammes de l'une ou de l'autre suffisent pour obtenir chez le lapin une anesthésie des membres postérieurs. Le grand avantage de l'Hypnine sur la Cocaïne à cette dose c'est de ne pas déterminer de phénomène d'intoxication générale.

L'**Hypnine** possède toutes les qualités du Chlorhydrate de Cocaïne ; elle est comme cette dernière facilement absorbée par les muqueuses et le tissu cellulaire sous-cutané ; elle ne précipite pas en présence des liquides alcalins de l'organisme ; la résorption est par conséquent très prompte et après injection de solution à 2 ou 3 °/₀ il ne survient pas d'inflammation ni de nécrose.

L'effet anesthésique de l'**Hypnine** est identique à celui de la Cocaïne, les expériences pharmacodynamiques tendent plutôt à démontrer que l'Hypnine surpasse la Cocaïne en intensité d'action.

Les solutions d'**Hypnine** à 1 °/₀ produisent après une minute non seulement l'anesthésie complète des couches superficielles de la cornée, mais possèdent une action manifeste en profondeur.

Des doses relativement fortes, soit 0 gr. 02 par kilogr. du poids du corps, sont sans influence sur le cœur et sur la respiration.

Contrairement à ce que l'on observe avec la plupart des anesthésiques, l'**Hypnine** ne provoque aucun trouble de l'accommodation ; elle n'élève pas la pression intra-oculaire. Aussitôt l'anesthésie terminée, l'œil reprend son aspect normal ; il ne persiste pas de dilatation pupillaire, de sensation de pression, de sécheresse de la cornée ni d'autres phénomènes de ce genre, comme on en observe parfois après emploi de la Cocaïne et toujours après l'administration des anesthésiques synthétiques. Après cessation de l'anesthésie, l'œil n'en conserve aucune trace.

Fait intéressant à noter, l'**Hypnine** ne détermine pas d'ischémie, il se produit même parfois une légère rougeur des tissus, mais cette dilatation vasculaire n'est pas le résultat d'une irritation, comme cela se produit avec les anesthésiques synthétiques.

L'Hypnine a les mêmes indications que la Cocaïne. Elle sera donc utilisée avec avantage dans tous les cas où l'on employait jusqu'ici la Cocaïne, dans la pratique laryngologique, urologique et en art dentaire.

La propriété que possède l'**Hypnine** de ne pas élever la pression intra-oculaire en fait une substance précieuse en oculistique.

Pour l'anesthésie par infiltration, ainsi que pour l'anesthésie lombaire, l'**Hypnine** est préférable à la Cocaïne en raison de sa moindre toxicité. En outre elle n'a pas d'action vaso-motrice, ce qui enlève le danger de l'anémie cérébrale. Elle garantit donc contre la syncope et permet d'opérer en position assise.

On peut également combiner les solutions d'**Hypnine** avec les produits opothérapiques dérivés des capsules surrénales (Adrénaline, Suprarénine, etc.). L'action anesthésique de l'**Hypnine** se trouve même renforcée dans ces associations médicamenteuses.

Les solutions d'**Hypnine** se laissent stériliser sans décomposition par une ébullition prolongée.

Les résultats de nos recherches pharmacologiques viennent de recevoir leur confirmation clinique de la part de F. REIFERT et de A. NEELIGSOHN. Le premier de ces auteurs s'est servi d'une solution à 3 % d'**Hypnine** pour l'anesthésie locale dans diverses opérations sur le nez et le larynx. Ces observations comprennent quatre groupes distincts de faits. Un groupe concerne quinze cas de rhinite hypertrophique ; chez la plupart de ces malades il a suffi de quatre applications successives de solution d'**Hypnine** sur la pituitaire pour rendre les cautérisations indolores. Un second groupe d'observations du même auteur se rapporte à trente petites opérations intra-nasales telle que ablation de polypes muqueux, de papillomes du cornet inférieur, résection de cornées hypertrophiées. Ici, après introductions successives de trois tampons de coton imbibés de solution d'**Hypnine** à 3 °/₀ on a pu intervenir sans provoquer la moindre douleur. Il n'y eut ni hémorragie post-opératoire, ni phénomène d'intoxication. Le troisième groupe comporte un cas d'ulcérations tuberculeuses. Après quatre applications de solution d'**Hypnine** à 3 °/₀ on put sans la moindre douleur pratiquer la galvano-cautérisation des ulcères. Le quatrième groupe comprend sept cas de tuberculose et de polypes du larynx dans lesquels une injection intra-laryngée de solution d'**Hypnine** à 3 °/₀ a amené une anesthésie suffisante pour permettre d'effectuer un curetage et l'ablation des polypes. Dans un cas de laryngite tuberculeuse avec dysphagie intense que les applications de Cocaïne, d'Eucaïne, de Stovaïne et de Novocaïne ne parvenaient à calmer, on vit les douleurs de la déglutition disparaître sous l'influence d'injections de solution d'**Hypnine** à 3 °/₀ pratiquées dans le larynx une demi-heure avant chaque repas.

En ce qui concerne enfin les essais entrepris avec l'**Hypnine** par A. Neeligsohn il confirme pleinement les résultats précédents. Cet auteur s'est servi d'une solution d'**Hypnine** à 1 °/₀ à l'aide de laquelle il a pu pratiquer sans douleur l'opération de la cataracte, l'abrasion de la cornée et l'excision d'un prolapsus du corps vitré. L'insensibilité fut complète, elle fut aussi rapide qu'avec la Cocaïne et fut plus prolongée. On ne nota jamais de phénomène d'intoxication. Pas de trouble de l'accommodation, pas de sécheresse de la cornée ni de modification intra-oculaire. Cette dernière circonstance pourrait rendre l'emploi de l'**Hypnine** particulièrement précieux dans le cas de glaucome. L'auteur estime que dans les opérations pour strabisme, où il est nécessaire d'obtenir une ischémie du champ opératoire, il serait préférable de combiner l'**Hypnine** à l'adrénaline.

En odontologie, l'Hypnine a fait également l'objet de nombreuses communications, M. L. CASTAINGS a publié toute une série d'observations que nous résumons :

1ʳᵉ observation.

Femme 20 ans. Très nerveuse. Ne se laisse convaincre qu'après longue résistance. Racine seconde prémolaire supérieure droite. Kyste. Racine canine supérieure gauche. Injecté 1 cc. solution **Hypnine** à 1 %. Extraction sans douleur.

2ᵉ observation.

Homme 30 ans. Inflammation des tissus ; périostite chronique ; injection de 1 cc. **Hypnine** à 1 %. Extraction longue et difficile de la molaire de 6 ans supérieure droite. Pas de douleur.

3ᵉ observation.

Femme 30 ans. Périostite très douloureuse. Malade ayant déjà subi plusieurs extractions, avec anesthésie locale. Déclare qu'elle a toujours souffert et n'a qu'une confiance limitée quand nous lui assurons qu'elle ne

ressentira rien. Injecté 2 cc. Solution **Hypnine** à 1 °/₀
Extraction de la racine de la première prémolaire inférieure gauche. Opération difficile. Aucune douleur.

4ᵉ observation.

Homme 25 ans. Tuméfaction très marquée de la face.
Abcès volumineux. Mauvais état de la bouche.
Muqueuses très enflammées. Injecté 1 cc. Hypnine à
1 °/₀. Extraction de la dent de 6 ans supérieure droite.
Aucune douleur.

5ᵉ observation.

Jeune fille 18 ans. Nerveuse et craintive. Injecté 1 cc.
Hypnine à 1 °/₀. Extraction de la 2ᵉ prémolaire gauche.
Pas de douleur.

6ᵉ observation.

Femme 28 ans. Très nerveuse. A subi déjà deux
extractions à la Cocaïne. Tissus légèrement enflammés.
Dent de sagesse supérieure droite, 1 cc. solution **Hypnine**
à 1 °/₀. Aucune douleur.
La malade revenue deux jours après déclare qu'elle
n'a pas éprouvé cette fois les douleurs ressenties à la
suite des autres extractions.

7ᵉ observation.

Homme 35 ans. Toutes les dents cariées n'existent
plus qu'à l'état de racines. Bouche dans un état déplo-
rable. Les gencives sont tuméfiées. Le malade réclame

l'anesthésie générale. Injecté 2 cc. **Hypnine** à 1 %.
Extraction de trois racines sans la moindre douleur.

8ᵉ observation.

Femme 25 ans. Prétend avoir subi plusieurs extractions à la Cocaïne et avoir souffert pendant et surtout après l'opération. Racines de molaires de 6 ans et seconde prémolaire droite. Injecté 1 cc. **Hypnine** à 1 %. La malade déclare après l'opération qu'elle n'a pas souffert.

————

CONCLUSIONS

D'après les opinions concordantes de tous les auteurs, l'Hypnine possède à doses égales un pouvoir anesthésique supérieur à celui de la Cocaïne. La première condition nécessaire pour qu'un anesthésique local puisse remplacer la Cocaïne est donc bien remplie.

L'Hypnine est deux à trois fois moins toxique que la Cocaïne.

L'Hypnine ne produit pas de vaso-constriction s'accompagnant des suites inquiétantes telles que anémie cérébrale, pâleurs, tremblements, colapsus, excitations, syncopes, etc.

L'Hypnine permet de pratiquer les opérations dans la position assise.

L'Hypnine agit dans les tissus enflammés sur lesquels la Cocaïne réussit difficilement.

FORMULAIRE

La posologie de l'**Hypnine** est identique à celle de la Cocaïne.

Gouttes contre la Gastralgie.

Hypnine..... .... 0 gr. 10
Eau de laurier cerise .... 10 cc.
A prendre 10 gouttes au moment des accès ou avant le repas.

Paquets contre la Gastralgie.

Hypnine...................... 0 gr. 02
Magnésie hydratée .... 0 — 60
Craie préparée .... 0 — 40
Bicarbonate de soude.......... 0 — 40

Pour un paquet.
En prendre un après chaque repas.

Potion contre les vomissements.

Hypnine..................... 0 gr. 05
Eau chloroformée...............
Hydrolat de menthe............ aa 50 —
A prendre par cuillerée à soupe de demi-heure en demi-heure.

Sirop de dentition.

Hypnine.	0 gr. 05
Teinture de Belladone.	XX gouttes
Teinture de safran	X —
Sirop simple.	10 gr.

En frictions sur les gencives plusieurs fois par jour.

Collutoire.

Hypnine.	0 gr. 20
Glycérine.	20 —

A employer en badigeonnages.

Pommade pour le pansement des brûlures.

Hypnine.	0 gr. 50
Vaseline boriquée.	40 —

Pommade contre les engelures.

Hypnine.	0 gr. 50
Lanoline.	20 —
Vaseline.	20 —

Pommade contre les hémorroïdes.

Hypnine	0 gr. 25
Adrénaline au millième.	XXX gouttes
Onguent populeum.	30 gr.

HYPNINE

(NOM DÉPOSÉ)

CHLORHYDRATE D'ÉTHYL-BENZOIL-ECGONINE

Dérivé de la Cocaïne

MOINS TOXIQUE. — SANS ACTION VASOMOTRICE

---

*S'emploie de la même façon
et aux mêmes doses que le Chlorhydrate de Cocaïne.*

En flacons de 1 gr., 5 gr. et 10 gr.
Le gramme, **1** fr.

Ampoules stérilisées
Solution à 1 %

La boîte 12 ampoules **3** fr.
— 50 — **10** fr.

Le flacon, 30 cent. cubes solution Hypnine, **4** fr.

E. GROSJEAN, 8, rue Lafayette. PARIS

MÂCON, PROTAT FRÈRES, IMPRIMEURS.

www.ingramcontent.com/pod-product-compliance
Ingram Content Group UK Ltd.
Pitfield, Milton Keynes, MK11 3LW, UK
UKHW020130080726
13614UKWH00005B/2151